0FR 60
0f50

CONSULTATIONS MÉDICALES FRANÇAISES

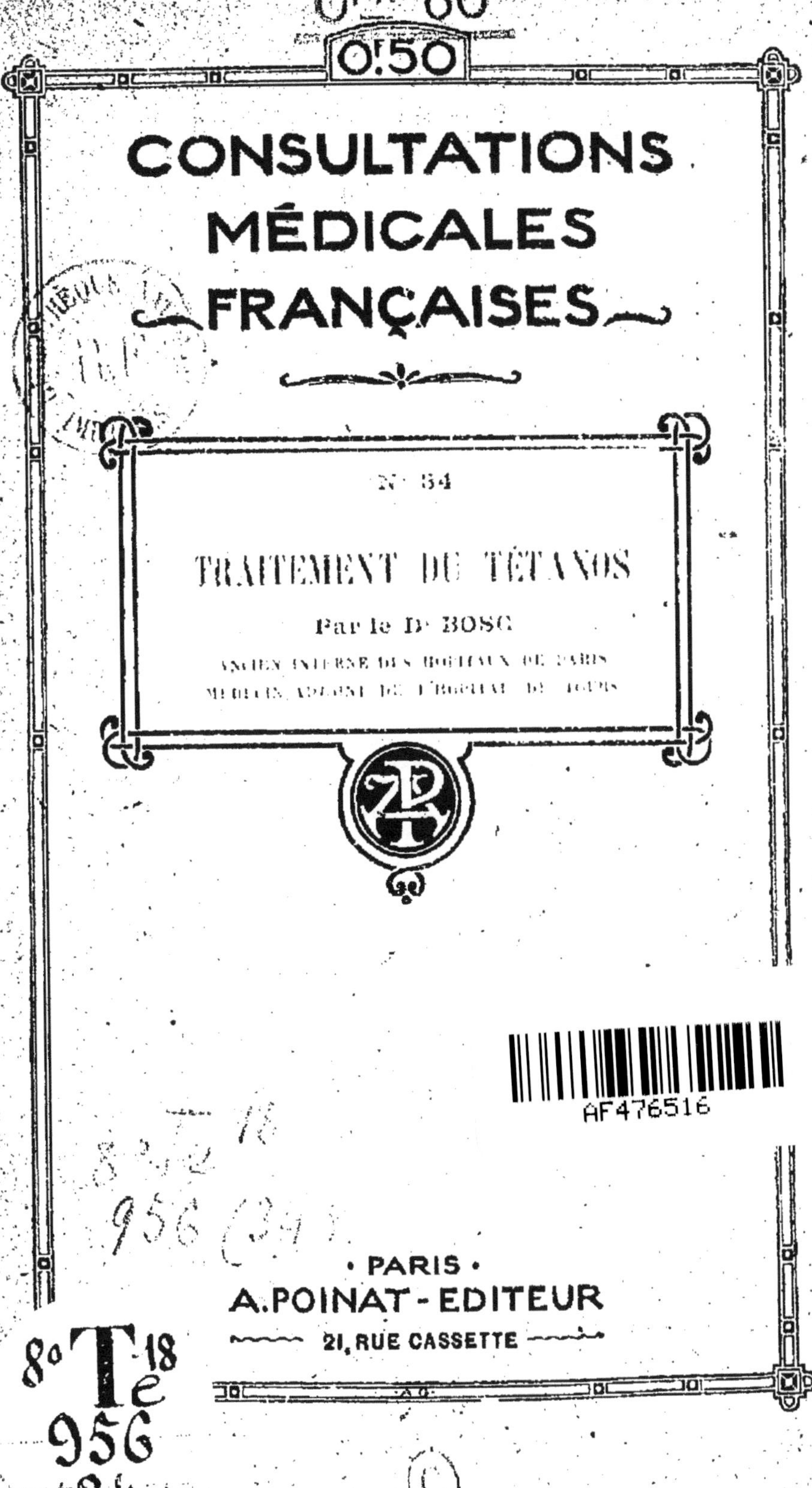

N° 34

TRAITEMENT DU TÉTANOS

Par le Dr BOSC
ANCIEN INTERNE DES HOPITAUX DE PARIS
MÉDECIN ADJOINT DE L'HOPITAL DE TOURS

· PARIS ·
A. POINAT - EDITEUR
21, RUE CASSETTE

Consultations Médicales

FRANÇAISES

Chaque fascicule est vendu séparément (envoi franco) . . **0 fr. 50**

1. **Les néphrites chroniques**, par le Dr Castaigne, prof. agrégé à la Faculté de médecine de Paris, médecin des hôpitaux (2e édition).
2. **Lithiase biliaire non compliquée**, par le Dr Gilbert, professeur de clinique médicale à la Faculté de médecine de Paris (2e édition).
3. **Les sténoses du pylore d'origine ulcéreuse, leur traitement par les moyens médicaux et par la gastro entérostomie**, par MM. J. Castaigne, professeur agrégé à la Faculté de médecine de Paris, médecin des hôpitaux, et Ch Dujarier chirurgien des hôpitaux de Paris (2e édition).
4. **Les gastropathies nerveuses**, par le Dr Grasset, professeur de clinique médicale à l'Université de Montpellier (2e édition).
5. **L'obésité**, par le Dr Lereboullet, médecin des hôpitaux de Paris (2e édition).
6. **Les cirrhoses de Laënnec avec ascite et leur traitement médico-chirurgical**, par le Dr J. Castaigne, professeur agrégé à la Faculté de médecine de Paris (2e édition).
7. **La gastro-entérite des nourrissons**, par le Dr Moussous, professeur de Clinique médicale infantile à l'Université de Bordeaux (2e édition).
8. **La tiquose**, par le Dr René Cruchet professeur agrégé à l'Université de Bordeaux, médecin des hôpitaux (2e édition)
9. **L'épilepsie commune** (*épilepsie dite essentielle*), par le Dr Lucien Mayet, chargé de cours à l'Université de Lyon (2e édition).
10. **Traitement du diabète sucré**, par le Dr Rathery, professeur agrégé à la Faculté de médecine de Paris (2e édition).
11. **Traitement du tabes**, par le Dr Paul Sainton, ancien chef de clinique à la Faculté de médecine de Paris.
12. **L'avortement**, par le Dr Rudaux, accoucheur des hôp. de Paris (2e édition).
13. **Traitement de l'urétrite chronique**, par le Dr Emile Jeanbrau, professeur agrégé à la Faculté de Montpellier.
14. . . . . *Épuisé.*
15. **Traitement des anémies**, par le Dr Maurice Perrin, professeur agrégé à la Faculté de médecine de Nancy.
16. . . . . *Épuisé.*
17. **Les albuminuries chroniques bénignes et leur traitement**, par le Dr J. Castaigne, prof. agrégé à la Fac. de méd. de Paris, médecin des hôpitaux.
18. **Les adénites tuberculeuses et leur traitement**, par le Dr Soubeyran, professeur agrégé à la Faculté de médecine de Montpellier.
19. **Traitement de la sciatique**, par le Dr Paul Sainton, ancien chef de clinique à la Faculté de médecine de Paris.
20. **Traitement de la tuberculose pulmonaire par la tuberculine**, par le Dr F.-X. Gourand, ancien chef de laboratoire à la Faculté de médecine de Paris.
21. **Traitement de l'angine diphtérique**, par le Dr L.-G. Simon, chef de laboratoire à l'hôpital Bretonneau.

CONSULTATIONS MÉDICALES FRANÇAISES
FASCICULE XXXIV

TRAITEMENT DU TÉTANOS

Par le Dr Bosc,
Ancien interne des hôpitaux de Paris,
Médecin-adjoint de l'hôpital de Tours.

I. — INTRODUCTION

Trois questions résument et dominent, à l'heure actuelle, l'histoire thérapeutique du tétanos :

1° *Peut-on prévoir chez un blessé l'éclosion du tétanos?* — La chose est facile en cas de plaies profondes, étroites, anfractueuses, les plaies par écrasement, souillées de terre ou de débris de vêtements, les brûlures graves, et, d'une façon générale, toute plaie ayant été en contact avec la poussière des rues, des jardins et des champs, avec le fumier et le sol des écuries, les instruments aratoires, etc. Cette suspicion sera portée au maximum quand le blessé est un cultivateur, un jardinier, un terrassier, un palefrenier, un cavalier dans l'armée ; tous ceux enfin qui vivent en contact intime avec le sol et les herbivores, les chevaux en particulier : si, de plus, ce blessé a été soumis à un refroidissement prolongé ou, au contraire, à des chaleurs excessives, s'il se trouve sous le coup d'un surmenage physique ou moral, si son foie a été touché antérieurement par l'alcool ou toute autre toxi-infection (Vincent), alors il réalisera au complet le type de ce qu'on a appelé « les suspects classiques ».

Mais à côté de cela, que de fois le tétanos éclate à l'occasion d'une plaie insignifiante, d'une écorchure au pied, d'une piqûre à la main, d'une engelure ulcérée, d'un bouton d'acné éraillé, d'une carie dentaire, voir même d'une injection thérapeutique (sérum gélatiné, sels de quinine). Souvent le souvenir de ces plaies minuscules a disparu quand le trismus apparaît, et on tend à admettre aujourd'hui que le tétanos dit spontané concerne précisément des cas où on n'a pas su découvrir ou se rappeler le point d'entrée de l'inoculation. Comme il y aura toujours des plaies de cette nature, comme il y aura toujours des enfants qui tomberont, et des grandes personnes qui se blesseront sans y prendre garde, *longtemps encore, et quel que soit le progrès apporté au pansement des grands blessés, le médecin aura à soign des tétaniques.*

2° ***Peut-on porter un diagnostic précoce de tétanos?*** — Le bacille de Nicolaïer, une fois introduit dans une plaie, s'y développe sans jamais se répandre dans l'organisme, mais il sécrète là une toxine d'une extrême virulence qui, par les vaisseaux et mieux encore par les nerfs périphériques, va se localiser dans la moelle au niveau des cornes antérieures, et dans la région bulbo-protubérantielle, avec une prédilection marquée pour les noyaux masticateurs[1]. Dès que ceux-ci sont atteints, ils réagissent par la contracture des masséters, premier symptôme apparent de la maladie, mais déjà celle-ci est généralisée, et la toxine fixée sur le système nerveux.

Pendant la première et trop silencieuse étape[2], on a bien noté quelques signes avant-coureurs, mais combien vagues et inconstants : du côté de la plaie, dit-on, sécheresse, lividité, affaissement des bourgeons charnus. Vus peut-être autrefois sur des plaies sales, ces signes ne se retrouvent plus aujourd'hui où toutes les plaies tétanigènes ou non, si elles sont correctement pansées, ont sensiblement le même aspect (P. Delbet et M. Chevassu). Du côté du malade, une certaine inquiétude, de l'angoisse, des tressaillements, des vertiges, une vive sensation de froid, des ébauches passagères du trismus et des spasmes œsophagiens ou laryngiens. Du côté du membre traumatisé, des contractures, des élancements, du soubresaut des tendons, etc.

En réalité, deux symptômes constants et simultanés ouvrent la scène :

A) Le trismus, la crampe masticatoire.

B) La raideur des muscles de la nuque, la « tigedite », suivant l'expression imagée d'A. Séverin ; et si légères qu'elles soient au début, ces contractures sont déjà cependant invincibles : tout effort pour les faire céder les exaspère et provoque un redoublement caractéristique.

Les classiques énumèrent avec complaisance les

1. Jean TROISIER et Georges ROUX. *Société médicale des hôpitaux*, 12 novembre 1909.

2. Les méthodes modernes de laboratoire, à part la recherche directe du bacille dans la plaie, n'ont rien donné non plus. L'examen du sang, le séro-diagnostic sont inapplicables ; la ponction lombaire est négative, ne pouvant servir qu'au diagnostic différentiel avec certaines formes de méningite cérébro-spinale à contractures exagérées.

nombreuses affections qui peuvent simuler ces contractures, depuis l'arthrite temporo-maxillaire jusqu'à l'abcès de l'amygdale : en fait, seule, l'éruption vicieuse de la dent de sagesse, à laquelle on ne songe jamais assez, peut donner le change au début. Mais l'index glissé le long de la joue réveille une vive douleur au niveau de cette dent, et la contracture de la nuque fait défaut : la tête peut être inclinée en avant, sans que les sterno-cléido-mastoïdiens dessinent leurs reliefs sous la peau.

Si précoce d'ailleurs que soit le diagnostic exact de ces contractures, il est toujours fait trop tard, car le trismus, signe de l'arrivée de la toxine au bulbe, ce n'est pas le tétanos qui commence, mais qui finit.

3° **Que peut-on demander au traitement spécifique par le sérum?** — Le sérum antitétanique a une action très spéciale ; il n'est point bactéricide. Il laisse le bacille se développer librement dans les plaies, le soin de le détruire incombant exclusivement aux globules blancs. Il n'agit que sur les poisons tétaniques, et encore cette action neutralisante ne s'exerce-t-elle que sur les toxines élaborées dans la plaie, et celles qui sont encore en circulation dans l'organisme. Sur la toxine arrivée aux centres bulbo-spinaux et fixée par la cellule nerveuse, il ne peut plus rien. Il a donc un rôle très précis et très limité; injecté de bonne heure, *préventivement*, avant que la toxine tétanique ait touché la région bulbo-protubérantielle, la neutralisation est totale et absolue, le tétanos est évité. De là ses succès merveilleux en médecine opératoire vétérinaire, où, l'injection précédant l'inoculation tétanique possible, la barrière antitoxique est dressée d'avance. Cette action est déjà forcément moins parfaite en matière de tétanos humain, où l'injection de sérum est toujours postérieure à l'inoculation. Mais, injecté à l'apparition seulement des premiers symptômes cliniques, c'est-à-dire quand la maladie est déjà généralisée, son action devient problématique, pour ne pas dire nulle.

De plus, et cette seconde particularité n'a pas moins d'importance, la puissance antitoxique du sérum s'épuise rapidement pour s'éteindre au bout d'une dizaine de jours. Si, à ce moment-là, les bacilles n'ont pas été phagocytés d'une manière suffisante, ils continueront comme auparavant à sécréter leurs poisons qui, ne rencontrant plus cette fois-ci de barrière antitoxique, viendront toucher les centres nerveux comme si de rien n'était, et le tétanos apparaîtra. D'où l'absolue nécessité de réinjecter du sérum tant que le bacille pullule dans la plaie.

Il ne faut rien demander au sérum antitétanique si l'on ne pratique pas une injection ultra-précoce et des réinjections successives.

II. — TRAITEMENT PRÉVENTIF

A) *Traitement de la plaie.* — Les recherches des bactériologistes (expériences de Vincent, de Vaillard et Rouget (1892), ont apporté des indication très précises au traitement pré-tétanique des plaies. Voici les applications pratiques de ces travaux :

a) La plaie ne doit pas être a l'abri de l'air. —

Le bacille de Nicolaïer étant un anaérobie, plus il se trouvera privé d'air et mieux il sécrétera sa toxine. De là l'usage justifié de débrider et d'ouvrir largement les plaies étroites et profondes : à ce point de vue aussi, l'eau oxygénée paraît un des meilleurs antiseptiques à appliquer au pansement des plaies tétanigènes[1].

b) Elle ne doit pas suppurer. — Le bacille tétanique inoculé seul est le plus souvent incapable de donner le tétanos, il le provoque à coup sûr, si on inocule en même temps que lui d'autres microbes dits « favorisants », ce qui explique peut-être la rareté du tétanos malgré l'ubiquité de sa cause : les microbes associés détournent les leucocytes à leur profit, absorbent en outre l'oxygène neutralisant au sein du foyer morbide, et le bacille tétanique n'est plus phagocyté.

c) Elle doit être nettoyée de tout corps étranger. — Ces mêmes expériences ont montré que la présence d'un corps étranger quelconque dans la plaie, en établissant une barrière entre le microbe et les phagocytes, favorise l'éclosion du tétanos. Krafft a rapporté (Congrès de chirurgie, 1902) que dans 16 cas sur 17, où la méthode préventive avait échoué, il s'agissait de plaies profondes contenant des corps étrangers, des esquilles, échardes, fils de suture, projectiles, etc.... De même les hématomes, qui constituent un excellent milieu de culture pour le bacille de Nicolaïer, seront incisés et les caillots évacués avec le plus grand soin.

1. L'attouchement immédiat des plaies à la teinture d'iode, tel qu'il se pratique actuellement, aura peut-être une heureuse influence sur la diminution des cas de tétanos. Ainsi, pendant la guerre russo-japonaise, le tétanos fut observé beaucoup plus rarement du côté des Japonais chez lesquels un antiseptique, le baume du Pérou, était appliqué aussitôt après toute blessure (Bockenheimer).

d) MÉTHODE DE CALMETTE. — Le saupoudrage de la plaie avec du sérum sec, tel que le préconise Calmette, est une bonne mesure, qu'on ne peut que recommander, mais qui en aucun cas ne dispensera de l'injection sous-cutanée de sérum — il y a trop à craindre que la poudre de sérum soit absorbée autant et plus par la gaze du pansement que par la surface cruentée.

B) ***Sérothérapie préventive.*** — *a*) LA PREMIÈRE INJECTION DOIT ÊTRE FAITE LE PLUS TÔT POSSIBLE. — Si les premiers symptômes du tétanos n'apparaissent en moyenne que du sixième au douzième jour après l'inoculation, si même parfois l'incubation se prolonge pendant quinze, vingt, trente jours et plus, il est des cas où le tétanos éclate dès le troisième ou quatrième jour[1]. Or, trop souvent, on panse le blessé et on remet au lendemain l'injection de sérum, alors qu'en bonne logique celle-ci devrait précéder le pansement. Tout au moins si, d'après l'état de la plaie et les commémoratifs, on juge le sérum nécessaire, on l'injectera séance tenante, à la dose de 10 à 30 centimètres cubes.

b) ELLE DOIT ÊTRE RENOUVELÉE. — Puisque l'action neutralisante de l'anti-toxine s'épuise au bout d'une dizaine de jours, il est formellement indiqué de renouveler l'injection, tant que le danger existe. Nombre de cas de tétanos survenus après une injection de sérum sont dus à ce que cette précaution fondamentale a été négligée : en pratique, il est difficile de fixer une date limite à ces réinjections :

1. Expérimentalement, l'élaboration de la toxine est extrêmement rapide ; des rats, inoculés à l'extrémité de la queue, deviennent irrémédiablement tétaniques, si l'on attend plus d'une demi-heure pour sectionner la queue (VAILLARD).

on doit admettre qu'après un mois, surtout si le foyer a été bien drainé et désinfecté, les accidents tétaniques ne sont plus à craindre. Dans un cas grave, où l'on a tout lieu de redouter la présence du bacille de Nicolaïer dans la plaie, on fera donc, à huit jours d'intervalle, trois ou quatre injections de sérum de dix centimètres cubes chacune.

Accidents de la sérothérapie. — Ces accidents sont de deux sortes :

a) *Accidents sériques ordinaires.* — Ils sont un peu plus rares que ceux dus au sérum antidiphtérique dont ils ne diffèrent en rien d'ailleurs au point de vue symptomatique : fièvres urticaires, éruptions polymorphes, névralgies, œdèmes localisés, arthralgies, survenant soit précocement, soit tardivement vers le quinzième jour. Ils sont bénins et passagers, et peuvent le plus souvent être évités par l'absorption de chlorure de calcium pendant les trois jours qui suivent l'injection.

b) *Accidents anaphylactiques.* — Ils s'observent de préférence chez les sujets qui ont reçu antérieurement une injection d'un sérum quelconque, ou encore chez ceux qui sont soumis à des réinjections successives, quand on change le mode d'injection, si par exemple on fait succéder une injection intraveineuse à des injections sous-cutanées. Ces phénomènes, qu'on a décrits à l'étranger sous le nom de maladie du sérum, peuvent revêtir un certain caractère de gravité et parfois même simuler les symptômes de la maladie en cause : c'est ainsi que les arthralgies, si elles se loca[illegible]t aux articulations temporo-maxillaires et vertéb[illegible]s jouent les contractures de la mâchoire et de la [illegible]que. En quelques cas exceptionnels, ils ont pu dev[illegible]ir alarmants, causer de la dyspnée et de l'angoisse, des troubles circulatoires et respiratoires, mais en général ces alertes se dissipent promptement.

L'état d'anaphylaxie ne se développant qu'au bout d'une dizaine de jours, on l'évitera aisément en pratiquant les réinjections nécessaires tous les huit jours. Au besoin, chez un sujet ayant déjà présenté des phénomènes anaphylactiques, on utiliserait un des procédés indiqués par Besredka, en particulier l'injection d'une très faible dose de sérum (1 à 2 centimètres cubes), pratiquée cinq ou six heures avant l'injection thérapeutique.

C) Ces accidents, et en particulier ceux qui simulent les contractures tétaniques, ont fait dire à certains auteurs que non seulement le sérum était incapable de préserver du tétanos, mais qu'il pouvait, à l'occasion, le donner aux blessés. C'est témoigner là d'une singulière ignorance des conditions de récolte du sérum (les animaux ne sont soignés que dix à quinze jours après la dernière dose d'antitoxine, à un moment où ils auraient été infailliblement tués par celle-ci, si elle n'avait pas été neutralisée), et des essais auxquels on procède sur des animaux neufs avant sa livraison. Ces conditions sont telles qu'à un flacon de sérum antitétanique, on pourrait ajouter des milliers de doses mortelles de toxine tétanique, et l'injecter ensuite, sans risquer de produire le tétanos. On doit donc tenir comme matériellement impossible que le sérum puisse provoquer le tétanos : il faut regretter que de pareilles légendes trouvent parfois à s'accréditer (Vaillard).

Résultats de la sérothérapie. — L'accord est fait aujourd'hui sur les résultats remarquables obtenus par la sérothérapie préventive. Les statistiques des divers services hospitaliers, dans lesquels on observait autrefois des cas de tétanos, et où l'on n'en voit plus depuis qu'on y pratique régulièrement des injections préventives, sont très démonstratives. Quénu en a fourni une preuve, en contre-partie, en rapportant onze faits de tétanos survenus dans des services où l'on pratique habituellement ces injections, mais où ces fois-là précisément, par oubli ou négligence, l'injection n'avait pas été faite ou renouvelée.

A ces milliers de faits, on n'a opposé que 41 cas (*Société de chirurgie*, 1907), où le tétanos avait éclaté malgré l'injection de sérum, et qui, en réalité, se réduisent à onze, si on défalque ceux où l'injection a été faite trop tardivement ou non renouvelée. Dans la plupart de ces observations, le tétanos a d'ailleurs évolué d'une façon bénigne et a guéri, le sérum mal administré ayant encore eu cependant une action heureuse sur son évolution.

A condition de l'utiliser dans les règles, à heure et à temps, l'injection préventive de sérum antitétanique peut être considérée comme un des plus beaux succès de la sérothérapie.

III. — TRAITEMENT CURATIF

Il est difficile de juger des méthodes thérapeutiques dans une infection qui, comme le tétanos, présente suivant ses formes (tétanos aigu et tétanos splanchnique toujours mortels, tétanos céphalique et tétanos chronique souvent bénins), des évolutions si diverses, et qui est curable spontanément sans aucun traitement. On doit donc être très réservé sur la valeur d'un bon nombre de nos moyens d'action, et peut-être ces moyens ne guérissent-ils que dans les cas où le tétanos aurait guéri spontanément (P. Delbet et M. Chevassu).

Quoi qu'il en soit, voici ce que l'expérience et la logique, en satisfaisant à trois grandes indications, permettent de conseiller.

1° *Supprimer la source des toxines.* — On y parviendra par le traitement de la plaie, tel qu'il a été préconisé plus haut, eau oxygénée, sérum en poudre, etc...; on pourra même faire un peu plus, curettage de la plaie, cautérisation, injection profonde d'eau oxygénée, de liqueur de Van Swieten, etc.... Quant à l'amputation, c'est un *traitement d'autrefois*, rationnel à ce moment-là, puisqu'il supprimait d'un coup le laboratoire où les bacilles tétaniques secrètent leur toxine. Mais aujourd'hui où le sérum permet de détruire les poisons tétaniques au fur et à mesure de leur formation, où, d'autre part, l'amputation ne saurait modifier les lésions cérébro-médullaires déjà produites et seules dangereuses, c'est un sacrifice inutile et qui n'a de radical que l'apparence.

2° *Neutraliser les toxines non encore fixées sur le système nerveux.* — Sur la toxine fixée par le système nerveux, l'action du sérum paraît nulle : mais au moment où le tétanos éclate, il y a encore des toxines en circulation dans l'organisme, d'autres continuent même à s'élaborer au niveau du foyer traumatique, et cette accumulation progressive de poisons explique sans doute les cas où un tétanos en apparence bénin prend tout à coup une allure grave ou qui, en voie de guérison, fait une rechute trop souvent mortelle. C'est sur ces toxines non encore fixées que le sérum peut agir efficacement. Les uns l'emploient en :

a) *Injection sous-cutanée*, soit en la répétant au bout de huit jours comme dans la méthode préventive, ce qui nous paraît le plus logique, soit en la renouvelant chaque jour. Tous les auteurs sont d'accord pour user de fortes doses, 80 à 100 centimètres cubes à chaque injection.

Les autres, dans l'espoir de gagner du temps, préfèrent :

b) L'*injection intra-veineuse*[1], qui est inoffensive et semble avoir donné de bons résultats (on injecte le sérum, non à l'état pur, mais dilué dans cinq cents centimètres cubes de sérum physiologique). Elle n'a pas cependant des avantages très marqués sur l'injection hypodermique qui, à condition d'être faite à forte dose, est parfaitement suffisante.

3° ***Maintenir le tétanique en vie jusqu'à ce que l'activité des toxines fixées s'épuise spontanément.*** — La mort dans le tétanos est due le plus souvent à l'action directe des toxines sur les centres cardiaques et respiratoires bulbaires, le traitement spécifique par le sérum n'étant ici d'aucun secours. Parfois elle survient par épuisement, à la suite de contractions musculaires intenses et prolongées.

Les moyens d'action qu'il nous reste à exposer ont pour but d'agir sur ces contractures en diminuant l'excitabilité des centres nerveux.

A) L'ISOLEMENT. — Dans une chambre obscure et silencieuse, la mise en place, même dans une gout-

1. LEMONNIER (*Thèse de Paris*, 1905) rapporte 52 cas avec 18 guérisons, soit une mortalité de 42 pour 100.

tière de Bonnet, diminue les paroxysmes provoqués si facilement par la moindre excitation. On peut, dès le début, pour limiter le trismus, glisser un coin de bois entre les mâchoires : l'alimentation sera uniquement liquide, et si elle devient impossible, une sonde œsophagienne sera passée par le nez et même laissée à demeure, car son passage successif risquerait d'amener des convulsions du pharynx et surtout des muscles glottiques[1].

B) Les bains chauds, à 35 degrés, pendant trois quarts d'heure, et répétés plusieurs fois par jour, apportent un grand soulagement, mais sont rendus le plus souvent difficiles par l'état de contracture du blessé qui ne se laisse pas aisément transporter et coucher dans la baignoire.

C) Le bromure de potassium, le chloroforme a la reine au moment des paroxysmes, la morphine a haute dose, sont de bons calmants du système nerveux, qu'on utilisera toujours avec profit. La tradition médicale réserve cependant toutes les préférences pour :

D) Le chloral, qui est resté le médicament classique du tétanos confirmé, encore que son action curative soit des plus discutables. Mais il joue un rôle salutaire en diminuant les tortures physiques et morales des malades dont l'intelligence, respectée par la toxine tétanique, suit toutes les phases progressives de leur asphyxie : il leur procure le calme dans l'abrutissement (P. Delbet et M. Chevassu).

On ne craindra pas les fortes doses, que les tétaniques supportent à la perfection, et on donnera par jour 8 à 12 grammes, soit par la bouche ou la sonde

1. La trachéotomie a dû être pratiquée parfois chez des tétaniques en proie à ces spasmes laryngés.

œsophagienne, en potion à 1 pour 20, soit en lavement en solution à 1 pour 50, soit enfin en injection intra-musculaire à 1 pour 10. On a préconisé également l'injection intra-veineuse (Mayet, d'Espine) d'une solution de 3 à 5 pour 100, à la dose de 1 à 5 grammes de chloral par vingt-quatre heures.

E) Récemment on a vanté un succédané du chloral, le CHLORÉTONE[1], qui aurait une action remarquablement forte et rapide sur les contractures musculaires : aussitôt après l'avoir pris, le blessé peut ouvrir la bouche, se retourner dans son lit et dormir. Les contractures reviennent au bout de six à douze heures, mais le chlorétone peut être donné de nouveau, n'étant pas toxique même à forte dose. On l'administre par la voie gastrique, dissous dans de l'alcool dilué, ou par voie rectale en solution dans l'huile d'olive chaude. Les doses varient entre 1 gramme et 4 grammes par prises, celles-ci étant renouvelées aussi souvent que l'exige le retour des contractures.

F) L'ACIDE PHÉNIQUE. MÉTHODE DE BACCELLI. — Baccelli a songé à utiliser contre le tétanos l'action calmante de l'acide phénique sur le système nerveux, et ses propriétés anti-toxiques. Entre ses mains et celles des médecins italiens, la méthode semble avoir donné des résultats merveilleux. Leurs statistiques n'accusent qu'une mortalité de 10 pour 100. On a même émis l'hypothèse, pour expliquer pareils résultats, que le tétanos est moins grave en Italie qu'en France (on connaît depuis longtemps sa gravité très différente suivant les climats et les latitudes).

Quoi qu'il en soit, et la méthode étant d'une inno-

1. HUTCHINGS. *Presse médicale*, 1910.

cuité absolue (quelques douleurs et éruptions seulement à l'endroit des piqûres), il y a intérêt, croyons-nous, à l'employer systématiquement dans tous les cas de tétanos, et concurremment avec les autres médications. On utilise soit une solution d'huile phéniquée à 10 pour 100, soit de préférence une solution aqueuse à 3 pour 100, dont on injecte par jour 30 à 40 centimètres cubes. Il faut en effet arriver aux doses de 30 à 40 centigrammes d'acide phénique par jour (surveiller les urines pendant ce temps), à 1 centigramme même par kilogramme d'individu d'après Favero : l'administration simultanée de 20 grammes de sulfate de soude favoriserait, suivant cet auteur, la tolérance de doses aussi élevées.

IV. — TRAITEMENTS RARES OU NOUVEAUX

Nous avons réuni sous ce titre une série de médications intéressantes, n'ayant pas suffisamment fait leurs preuves sans doute, mais qui pourront être essayées avec avantage dans les cas où le traitement classique ne semble donner aucun résultat.

1° *Sérothérapie par voie nerveuse.* — Elle a été tentée de toutes les façons dans l'espoir de gagner du temps et de porter au plus vite l'antitoxine au contact de la cellule nerveuse : on a malheureusement oublié que ce contact ne suffit pas pour que la toxine soit neutralisée, le sérum, nous l'avons vu, n'ayant qu'une action nulle ou insignifiante sur les poisons tétaniques déjà fixés. Aussi cette méthode, dont la technique est plus compliquée que l'injection sous-cutanée, n'a pas donné jusqu'à présent des résultats sensiblement supérieurs à celle-ci.

A) Injection épidurale de sérum. — Elle n'est applicable que dans les cas de tétanos consécutif à une blessure des membres inférieurs : en atteignant directement les nerfs du plexus sacré, elle crée sur le trajet de la toxine diffusée par la voie nerveuse, un véritable barrage antitoxique. Elle est en tout cas d'exécution facile, et ne présente aucun inconvénient[1].

B) Injection intra-rachidienne. — Elle est le plus souvent rendue difficile par suite des contractures musculaires qui gênent la ponction lombaire et ne cèdent que sous l'anesthésie générale. On retire entre 10 et 50 centimètres cubes de liquide céphalo-rachidien, la forte pression qui existe d'habitude justifiant ce dernier chiffre, ce qui déjà procure un soulagement au blessé, en diminuant la tension au niveau des centres, et on injecte le sérum à la dose moyenne de 10 à 20 centimètres cubes. Il semble qu'on ait obtenu de meilleurs résultats, en choisissant des doses progressivement croissantes, en commençant par 5 centimètres cubes, pour arriver à 10, 15, 20 aux séances suivantes. Il est difficile d'apprécier actuellement cette méthode, les statistiques publiées étant très différentes suivant les auteurs : elle ne paraît pas supérieure aux autres, sans qu'il soit possible d'admettre en sa faveur la circonstance atténuante de l'innocuité absolue.

C) Injections intra-cérébrales. — A la suite des expériences de Roux et Borrel sur les animaux, ce procédé fut appliqué au traitement du

1. Elle peut suppléer l'injection dans le tronc même des nerfs périphériques, qui a été tentée plusieurs fois, sans résultats bien démonstratifs d'ailleurs.

tétanos humain. La technique est encore insuffisamment fixée : les uns font l'injection dans les ventricules, mais alors il est beaucoup plus simple de les atteindre par la ponction lombaire ; le plus grand nombre la font en plein cerveau, en avant de chacune des deux zones rolandiques, mais ce n'est point là le siège d'élection de la toxine, et pour agir d'une façon logique et efficace, il faudrait porter le sérum jusque dans la région bulbo-protubérantielle. Bien qu'on ait utilisé souvent un sérum concentré, afin de causer un minimum de lésions mécaniques, il y a eu des accidents assez nombreux (foyers de ramollissement, abcès, morts très rapides après l'injection). Il est difficile d'apprécier un procédé qui trop souvent fut employé en désespoir de cause, c'est-à-dire beaucoup trop tard ; il paraît cependant trop dangereux et d'application pratique trop difficile, pour avoir quelque chance de se substituer aux autres méthodes.

2° *Sulfate de magnésie*. — MÉTHODE DE BLACKE. — Le sulfate de magnésie, injecté dans le canal rachidien, possède la curieuse propriété de supprimer le fonctionnement des nerfs périphériques pendant quelques heures. Les membres inférieurs sont parésiés et en état d'anesthésie complète : cette particularité, déjà utilisée en chirurgie (expériences de Meltzer et Auer) a été également appliquée au traitement du tétanos. L'injection est toujours suivie d'une rémission manifeste des douleurs et des contractures : dans les cas favorables, au bout d'une heure, tous les muscles sont relâchés, le tétanique ne souffre plus, il peut se tourner dans son lit, parfois même se lever et marcher. Les douleurs et les contractures reparaissent généralement le jour suivant, souvent, toutefois, avec une moins grande intensité ; on recourt alors à une nouvelle injection, et on a pu aussi en faire quatre à cinq de suite.

On l'a employé en injections épidurales et sous-cutanées, celles-ci à la dose de 10 centimètres cubes d'une solution à 10 pour 100, renouvelée toutes les quatre heures. A partir du quatrième jour, 20 centimètres cubes de la même solution aux mêmes intervalles et pendant quatre jours encore.

Mais la véritable méthode consiste dans l'injection intra-rachidienne[1] ; on emploie un sulfate de magnésie pur, cristallisé et non effleuri, en solution à 25 pour 100, dont on injecte 1 centimètre cube par 20 livres de poids de l'individu ; cette dose peut, si elle est bien supportée, être doublée et triplée.

Ce procédé n'est pas sans danger : la paraplégie qui en est la conséquence forcée ne dure que quelques heures, la rétention ou l'incontinence d'urine et des matières peut déjà persister plus longtemps. Mais la dose toxique étant peu éloignée de la dose thérapeutique, l'injection est parfois suivie de troubles respiratoires, habituellement passagers et cédant à une injection sous-cutanée d'un demi-milligramme d'atropine, mais qui, en quelques cas, ont été suivis d'aggravation de la maladie ou de mort rapide. C'est trop pour une méthode qui, simplement symptomatique, ne peut avoir d'autre prétention que de soulager momentanément les douleurs et les contractures.

3° *Traitement opothérapique.* — Il est basé sur l'expérience classique de Wassermann et Takaki :

1. Paoli, dans sa thèse (Paris, 1909), rapporte 27 cas avec 15 guérisons ; mais dans presque tous les cas, le chloral et le sérum furent employés en même temps et il est difficile de la sorte de se faire une opinion.

quand on mélange de la toxine tétanique à de la pulpe cérébrale broyée, la toxine est neutralisée; expérimentalement, il suffit d'injecter une émulsion de substance cérébrale pour protéger la souris contre les effets de 3 à 5 doses mortelles de toxine tétanique : l'injection est préventive, elle serait curative à la condition d'être faite dès les premières heures qui suivent l'injection[1].

Ces faits expérimentaux ont été utilisés en clinique. A. Vallas (Congrès de chirurgie, 1902) a pu réunir 10 cas, tous publiés à l'étranger, avec 8 guérisons, de tétanos traités par ce procédé.

Il en existe une variante, basée sur les travaux d'Almagia et Mendes, qui ont prétendu que dans l'expérience de Wassermann, les substances qui fixent la toxine sont la lécithine et surtout la *cholestérine*. Ils ont en conséquence utilisé la *cholestérine* d'abord chez les animaux, puis chez l'homme en deux cas de tétanos où elle fut administrée aux doses progressives de 0 gr. 15, 0 gr. 30, 1 gramme et même 2 gr. 80 par jour.

Il semble que ces procédés, comme tous les autres, n'ont quelque chance de réussite que s'ils sont employés préventivement : quand la toxine est déjà fixée au niveau des centres nerveux, ils sont complètement inefficaces.

4° *Traitement par des substances chimiques.* — Il n'en existe que quelques observations isolées, sans grand intérêt :

A) Chlorhydrate de bétaïne[2]. — Royer et Josué

1. Jean Camus (*Société de biologie*, 1910) a traité de même avec succès des chiens tétaniques par des injections intra-rachidiennes d'un mélange, fait à l'étuve, d'émulsion encéphalique et de sérum anti-tétanique.

2. Delbet et Chevassu. *Nouveau Traité de chirurgie.*

ont montré qu'un centigramme de cette substance neutralisait six grammes de toxine tétanique. Jaboulay a employé ce traitement une fois (1904), en injectant sans inconvénient sous la peau, pendant dix jours, un gramme de chlorhydrate de bétaïne : son malade a guéri.

B) Gilbert et Feuillade ont utilisé le persulfate de soude, qui neutralise in vitro la toxine tétanique, et auraient obtenu trois guérisons par ce procédé.

C) Enfin on a préconisé et employé le formol en injections sous-cutanées (Szalardi[1]), et l'électrargol, les uns en injection sous-cutanée (Joly), les autres en injection intra-veineuse (Netter et Salomon[2]).

1. Szalardi. *Semaine médicale*, 6 septembre 1903.
2. Netter et Salomon. *Société médicale des hôpitaux*, 23 avril 1903.

69600. — Impr. Lahure, 9, rue de Fleurus, à Paris.

22. **Traitement médico-chirurgical de la tuberculose du rein,** par MM. J. Castaigne, professeur agrégé, et A. Lavenant, assistant du service des maladies des voies urinaires à l'hôpital Lariboisière.
23. **Thérapeutique de la goutte,** par le Dr Rathery, professeur agrégé à la Faculté de médecine de Paris, médecin des hôpitaux.
24. **Traitement abortif de l'urétrite blennorragique par les injections,** par le Dr Carle, ancien chef de clinique dermatologique à l'Université de Lyon.
25. **L'hémophilie et son traitement,** par le Dr Marcel Labbé, professeur agrégé à la Faculté de médecine de Paris, médecin de l'hôpital de la Charité.
26. **La névralgie faciale " essentielle " et son traitement par les injections locales neurolytiques,** par le Dr J.-A. Sicard, professeur agrégé à la Faculté de médecine de Paris.
27. . . . . *Épuisé.*
28. **Le cancer du pylore et son traitement médico-chirurgical,** par le Dr René Leriche, professeur agrégé à la Faculté de médecine de Lyon.
29. **Vaccinothérapie (technique, indications, résultats),** par le Dr A. Mauté, chef de laboratoire à l'hôpital Beaujon.
30. **Traitement des aortites aiguës et chroniques,** par le Dr L. Mayet, docteur ès sciences, ancien interne des hôpitaux.
31. **Traitement moderne des épithéliomes et autres tumeurs malignes de la peau,** par le Dr H. Bordier, professeur agrégé à la Faculté de médecine de Lyon.
32. **Traitement de l'érysipèle de la face,** par MM. J. Castaigne, professeur agrégé à la Faculté de médecine de Paris, médecin des hôpitaux, et P. Fernet, assistant de dermatologie à l'hôpital Saint-Louis.
33. **Traitement de la paralysie générale,** par le Dr E. Gelma, médecin de l'Asile de Maréville, à Nancy.
34. **Traitement du tétanos,** par le Dr Bosc, ancien interne des hôpitaux de Paris, médecin-adjoint de l'hôpital de Tours.
35. **Diagnostic et traitement de l'adénopathie trachéo-bronchique chez l'enfant,** par le Dr P.-F. Armand-Delille, ancien chef de clinique infantile à la Faculté de médecine de Paris.
36. **L'alimentation rationnelle du nourrisson** par le Dr E. Terrien, ancien chef de clinique infantile à l'hôpital des Enfants-malades.
37. **Les acnés et leur traitement,** par le Dr Paul Gastou, chef du laboratoire central et de radiologie de l'hôpital Saint-Louis.
38. **Le traitement des conjonctivites,** par le docteur F. Terrien, professeur agrégé à la Faculté de médecine, ophtalmologiste de l'hôpital des Enfants-malades.
39. **Les bains carbo-gazeux dans la pratique journalière (indications, technique, résultats)** par le Dr A. Mougeot (Royat-les-Bains), ancien interne des hôpitaux de Paris.
40. **Les hématuries (indications thérapeutiques et médications qui les remplissent),** par le Dr J. Vires, professeur de thérapeutique à la Faculté de Montpellier.
41. **Traitement du cancer par les sels de quinine,** par le Dr J. Castaigne, professeur agrégé à la Faculté de médecine de Paris, médecin des hôpitaux.
42. **Les abcès de fixation,** par le Dr Jacques Carles, professeur agrégé à la Faculté de Bordeaux, médecin des hôpitaux.
43. **Le rhumatisme blennorragique,** par le Dr Félix Ramond, médecin des hôpitaux.

44. **Le sérum du cheval normal (son utilisation en thérapeutique)**, par MM. Ch. Mosqueu, agrégé, médecin des hôpitaux, et Jean Fouquet, interne des hôpitaux de Bordeaux.
45. **La radiumthérapie (notions essentielles pour la pratique médicale)**, par Madame Fabre, docteur en médecine.
46. **L'hygiène pratique des contagieux**, par le Dr Maurice Perrin, professeur agrégé à la Faculté de médecine de Nancy.
47. **La cure de recalcification (sa technique, ses indications, ses résultats)**, par le Dr Emile Sergent, médecin de l'hôpital de la Charité (2e édition).
48. **Intervention médicale dans les empoisonnements**, par le Dr L. Mayet, docteur ès sciences, ancien interne des hôpitaux.
49. **L'instabilité thyroïdienne infantile**, *étude clinique et thérapeutique*, par le Dr Léopold Lévi, ancien interne lauréat des hôpitaux.
50. **La toux émétisante des tuberculeux**, par le Dr Henri Paillard, ancien interne lauréat des hôpitaux de Paris.
51. **Étude clinique des phlébites utéro-pelviennes au cours de la puerpéralité**, par le Dr Cyrille Jeannin, professeur agrégé à la Faculté de médecine de Paris, accoucheur des hôpitaux.
52. **L'ulcère simple de l'estomac sans complications**, par le professeur agrégé J. Castaigne, médecin des hôpitaux.
53. **Les injections sous-cutanées et les lavements d'oxygène**, par le Dr Félix Ramond, médecin des hôpitaux de Paris.
54. **Traitement des vers intestinaux**, par MM. les docteurs M. Perrin, professeur agrégé, assistant de clinique médicale à la Faculté de médecine de Nancy et G. Thiry, chef des travaux d'histoire naturelle médicale à la Faculté de médecine de Nancy.
55. **L'injection intra-trachéale vraie à haute dose et la trachéo-fistulisation**, par le Dr Georges Rosenthal, docteur ès sciences, ancien chef de clinique à la Faculté, lauréat de l'Institut et de l'Académie de médecine.
56. **Le rhumatisme tuberculeux**, par le Dr René Leriche, professeur agrégé à la Faculté de médecine de Lyon.
57. . . . . *Épuisé.*
58. **Les prurits et leur traitement**, par le Dr P. Fernet, ancien interne des hôpitaux, assistant de consultation à l'hôpital Saint-Louis.
59. **La pratique de la médication ocytocique**, par le Dr G. Keim, ancien interne des hôpitaux de Paris.
60. **Les néphrites chroniques hématuriques**, par le professeur agrégé J. Castaigne, médecin des hôpitaux.
61. **Sérothérapie des néphrites (indications et utilisation du sérum rénal de chèvre en thérapeutique)**, par MM. le docteur J. Teissier, professeur de clinique et le docteur Lucien Thévenot, professeur agrégé à la Faculté de médecine de Lyon.
62. **La sérothérapie antitétanique**, par le prof. agrégé J. Castaigne, de Paris.
63. **Le traitement de la coqueluche**, par le professeur agrégé Maurice Perrin et le Dr Alfred Hanns, de Nancy.
64. **L'hypertension artérielle au cours des néphrites chroniques urémigènes**, *ses modalités cliniques, son traitement*, par le professeur agrégé J. Castaigne, de Paris.
65. **Traitement de l'eczéma**, par le professeur agrégé H. Gougerot, de Paris.
66. **L'hérédo-syphilis et son traitement**, par le docteur Carle, de Lyon.
67. **Diagnostic et traitement des épanchements pleuraux chez les cardiaques**, par le docteur H. Paillard, de Paris.

ÉVREUX, IMPRIMERIE CH. HÉRISSEY

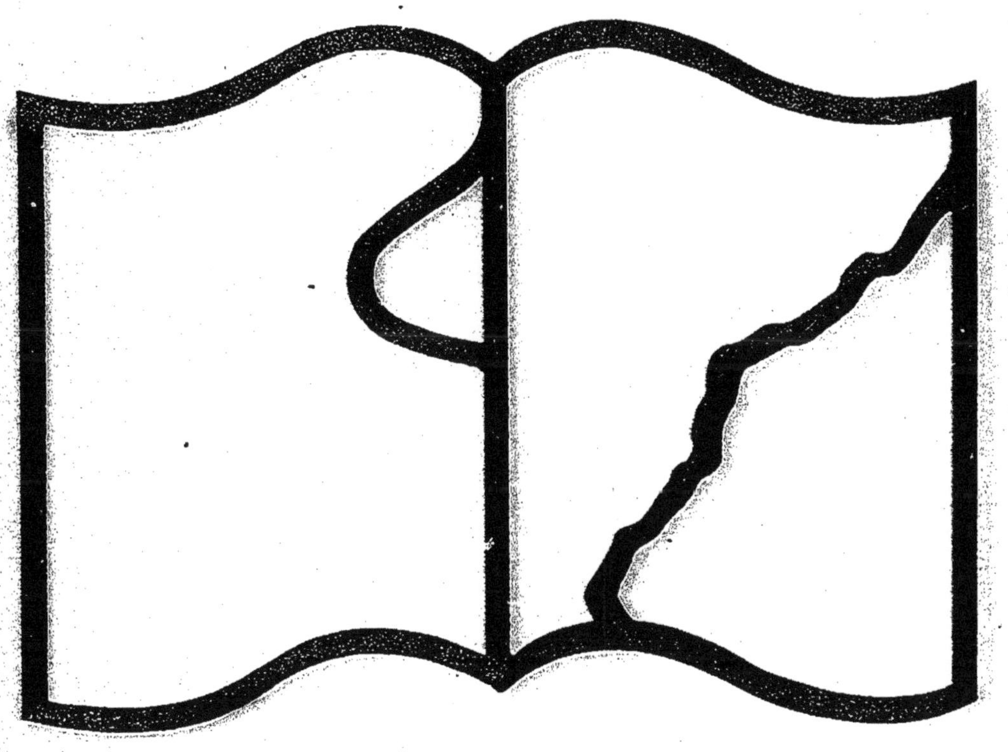

Texte détérioré — reliure défectueuse

NF Z 43-120-11

www.ingramcontent.com/pod-product-compliance
Ingram Content Group UK Ltd.
Pitfield, Milton Keynes, MK11 3LW, UK
UKHW020231200726
13856UKWH00004B/1699